Jitendra Kumar Meena
Rajesh Kumar
Anjana Verma

Avaliação de casos de serviços integrados de desenvolvimento da infância na Índia

Jitendra Kumar Meena
Rajesh Kumar
Anjana Verma

Avaliação de casos de serviços integrados de desenvolvimento da infância na Índia

ScienciaScripts

Imprint

Any brand names and product names mentioned in this book are subject to trademark, brand or patent protection and are trademarks or registered trademarks of their respective holders. The use of brand names, product names, common names, trade names, product descriptions etc. even without a particular marking in this work is in no way to be construed to mean that such names may be regarded as unrestricted in respect of trademark and brand protection legislation and could thus be used by anyone.

Cover image: www.ingimage.com

This book is a translation from the original published under ISBN 978-3-330-35251-3.

Publisher:
Sciencia Scripts
is a trademark of
Dodo Books Indian Ocean Ltd. and OmniScriptum S.R.L publishing group

120 High Road, East Finchley, London, N2 9ED, United Kingdom
Str. Armeneasca 28/1, office 1, Chisinau MD-2012, Republic of Moldova, Europe
Printed at: see last page
ISBN: 978-620-7-68118-1

ÍNDICE DE CONTEÚDOS

CAPÍTULO 1

1. INTRODUÇÃO

1. Antecedentes:

O programa dos Serviços Integrados de Desenvolvimento Infantil (ICDS), lançado em 2 de outubro de 1975, a título experimental, em 33 blocos ICDS, foi gradualmente alargado a 6284 projectos. O ICDS é a resposta da Índia ao desafio de quebrar um ciclo vicioso de subnutrição, desenvolvimento deficiente, morbilidade e mortalidade das crianças de tenra idade. Responde às necessidades inter-relacionadas das crianças com menos de 6 anos, das mulheres grávidas, das mães lactantes e das raparigas adolescentes de uma forma abrangente. O ICDS é um dos maiores e mais singulares programas de assistência e desenvolvimento da primeira infância do mundo. Simboliza o empenhamento da Índia para com as suas crianças. O projeto ICDS Jama Masjid foi o projeto marco para o Estado de Deli.

Os Serviços Integrados de Desenvolvimento Infantil (ICDS) proporcionam uma abordagem integrada para a convergência de seis serviços básicos destinados a melhorar os cuidados infantis, a estimulação e a aprendizagem precoces, a saúde e a nutrição, a educação, visando principalmente as crianças de tenra idade (0-6 anos) e as mulheres grávidas e lactantes. O centro Anganwadi é a unidade operacional do ICDS a nível da habitação, que também é utilizado para outros regimes conexos, como SABLA, IGMSY e RCH, que beneficiam mulheres grávidas, crianças e raparigas adolescentes.

2. Objectivos:

Os principais objectivos do ICDS são:

i.   Melhorar o estado nutricional e de saúde das crianças com menos de seis anos de idade;

ii.   Estabelecer as bases para um desenvolvimento psicológico, físico e social correto da criança;

iii.   Reduzir a incidência da mortalidade, da morbilidade, da subnutrição e do abandono escolar;

iv. Conseguir uma coordenação eficaz da política e da implementação entre os vários departamentos para promover o desenvolvimento infantil; e

v. Reforçar a capacidade da mãe para cuidar da saúde normal e das necessidades nutricionais da criança através de uma nutrição adequada e de educação para a saúde.

3. Beneficiários e serviços do ICDS:

3.1 Beneficiários: Os beneficiários do programa são:

i) Crianças com menos de 6 anos

ii) Mulheres grávidas e lactantes

iii) Raparigas adolescentes

iv) Outras mulheres do grupo etário 15-45 anos

3.2 Serviços: Para atingir os objectivos acima referidos, é fornecido um pacote de serviços integrados que inclui nutrição suplementar, imunização, exames de saúde, serviços de referência, educação nutricional e sanitária e educação não formal, de forma abrangente e rentável, para satisfazer as necessidades multidimensionais e inter-relacionadas das crianças. O Centro Anganwadi é o ponto focal para a prestação de serviços. A imunização e o controlo de saúde são prestados no Anganwadi através da rede de serviços de saúde na área do projeto. Os beneficiários e os serviços do programa ICDS são apresentados no Quadro 1.

Quadro 1: Serviços e beneficiários do ICDS

Services	Beneficiaries	Services rendered by
Supplementary Nutrition@	Children (6 months to 72 months); Pregnant and Lactating mothers.	Anganwadi Worker (AWW) and Helper
Immunization *	Children below 6 years;	ANM/MO
Health Check-up*	Pregnant and Lactating mothers.	ANM/MO/AWW
Referral Services	-do-	-do-
	-do-	-do-
Pre-School Education	Children in the age group of 3-6 years	AWW
Nutrition & Health Education	Women in age group of 15-45 Years	AWW/ANM/MO

As raparigas adolescentes abrangidas pelo Kishori Shakti Yojana (KSY) também são elegíveis.

*O assistente social ajuda a ANM a identificar os beneficiários

1. **Padrão :**

O ICDS é um programa patrocinado pelo centro e executado através do governo do Estado/administração do UT com 100% de assistência financeira para todos os factores de produção, com exceção da nutrição suplementar, que os Estados deviam fornecer a partir dos seus próprios recursos. No entanto, muitos Estados não estavam a fornecer adequadamente a nutrição suplementar devido a limitações de recursos. Por conseguinte, foi decidido, a partir de 2005-2006, apoiar os Estados até 50% das normas financeiras ou 50% das despesas por eles efectuadas com a nutrição complementar, consoante o que for menor. A nutrição complementar deve ser fornecida aos beneficiários durante 300 dias por ano, de acordo com as normas estabelecidas.

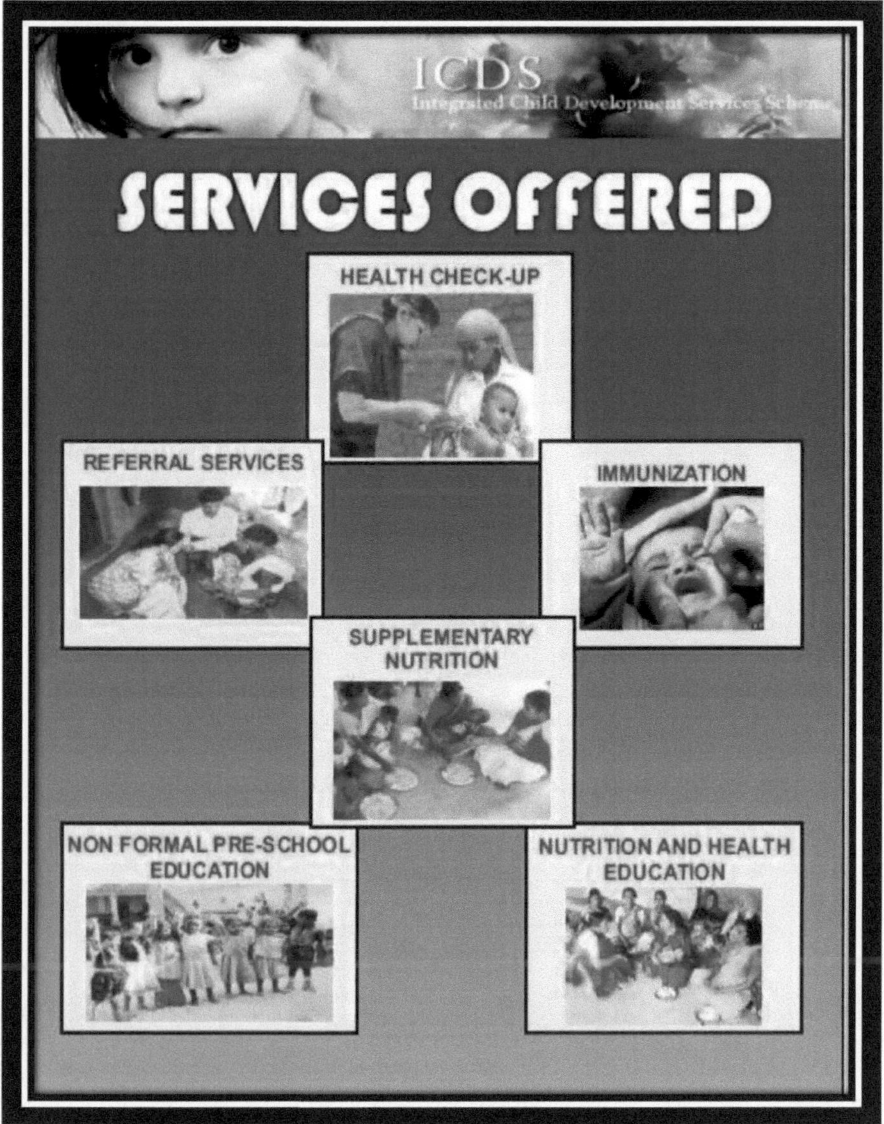

2. **Normas de nutrição suplementar:**

Em média, o esforço deve ser no sentido de fornecer suplementos nutricionais diários na medida indicada abaixo:

Normas nutricionais e alimentares emitidas pelo MOWCD em 24 de fevereiro de 2009

Category	Calories (K Cal)	Protein (g)
Children (6-72 months)	500	12-15
Severely underweight children (6-72 months)	800	20-25
Pregnant women and Nursing mothers	600	18-20

3. **Normas financeiras para a alimentação complementar:** As normas financeiras para a alimentação complementar **Nutrição revista pelo Governo da Índia**

Category	Revised Norms
Children (6-72 months)	Rs.6.00 per child/per day
Severely underweight children (6-72 months)	Rs.9.00 per child/per day
Pregnant women and Nursing mothers	Rs.7.00 per beneficiary/per day

7. **Cobertura:**

Atualmente, o regime ICDS conta com 12,41 lakh AWCs

Situação do regime ICDS em toda a Índia em (31.3.2014)

All India Status of ICDS Scheme as on 31.3.2014			
1: ICDS Projects & Anganwadi Centres (AWCs)		No. of Projects	No. of AWCs/ Mini-AWCs
	Sanctioned	7075	1374935
	Operational	7067	1342146
		(99.89%)	(97.62%)
2: Beneficiaries			
Type of beneficiaries	No. of AWCs providing SN/ PSE	Number of beneficiaries	Average beneficiary per AWC
Supplementary Nutrition (SN)			
0-3 years	1255529	46690406	37
3-6 years	1255529	38250195	30
Pregnant & Lactating Mothers	1255529	19568216	16
Total (2.i.)	1255529	104508817	83
Pre-School Education (PSE)			
Boys (3-6 years)	1248489	18819519	15
Girls (3-6 years)	1248489	18251467	15
Total (2.ii.)	1248489	37070986	30
Gap in beneficiaries for supplementary nutrition [children (3-6 years)] and pre-school education beneficiaries		1179209	

8. Estrutura administrativa e organizacional: O Ministério do Desenvolvimento das Mulheres e das Crianças é responsável pelo controlo orçamental e pela administração do regime a nível central. A nível do Estado, o Department of Social Welfare, Women & Child Development ou o Nodal Department, consoante o que for decidido pelo Governo do Estado, é responsável pela direção e execução globais do programa.

A unidade administrativa para a localização de um projeto ICDS é um bloco de desenvolvimento comunitário nas zonas rurais, um bloco de desenvolvimento tribal nas zonas predominantemente tribais e um bairro ou bairros de lata nas zonas urbanas.

9. Equipa do ICDS: A equipa do ICDS é composta por trabalhadores de Anganwadi (AWWs) e ajudantes de Anganwadi, supervisores e responsáveis de projectos de desenvolvimento infantil (CDPOs). Nos projectos rurais e tribais de maior dimensão, os funcionários adicionais de desenvolvimento infantil (ACDPO) também fazem parte da equipa do ICDS.

O trabalhador e o ajudante de Anganwadi são os funcionários de base responsáveis pela prestação de serviços a nível de Anganwadi. São trabalhadores honorários da comunidade local e recebem honorários mensais. O responsável pelo projeto de desenvolvimento infantil ou o assistente do responsável pelo desenvolvimento infantil é responsável pela execução do programa na zona do projeto.

As funções/actividades do trabalhador de Anganwadi são as seguintes

1)   Inquérito à comunidade e recenseamento dos beneficiários

2)   Organizar a alimentação complementar

3)   Acompanhamento do crescimento

4)   Cuidados de saúde primários e primeiros socorros

5)   Educação pré-escolar não formal das crianças entre os 3 e os 6 anos de idade.

6)   Ajudar o pessoal de saúde na imunização, distribuição de Vit. 'A' e Ferro e Ácido Fólico e controlo de saúde.

7)   Serviços de encaminhamento

8)   Educação sanitária e nutricional das mulheres grávidas e lactantes, bem como das mães das crianças.

9) Manter a ligação com outras instituições e organizar e conduzir a literacia funcional.

10) **Formação do pessoal:** A formação dos funcionários do ICDS é a componente mais importante do programa ICDS. O êxito deste programa depende da eficácia dos trabalhadores da linha da frente na atribuição de poderes à comunidade para melhorar as práticas de cuidados infantis, bem como da eficácia da prestação de serviços intersectoriais. A formação dos funcionários a todos os níveis foi integrada no programa. O Instituto Nacional de Cooperação Pública e Desenvolvimento Infantil (NIPCCD) foi designado como instituto de topo para a formação dos funcionários do ICDS. Formação em matéria de desenvolvimento infantil

A formação dos responsáveis de projeto é realizada pelo NIPCCD. A formação dos supervisores e dos trabalhadores de Anganwadi é organizada pelo NIPCCD através de organizações seleccionadas/institutos de formação estatais designados por Centros de Formação de Nível Médio e Centros de Formação de Trabalhadores de Anganwadi estabelecidos nos Estados.

11) **Articulação com outros programas: Uma** vez que o programa ICDS se baseia na estratégia de uma abordagem intersectorial do desenvolvimento das crianças, é necessário coordenar os esforços dos diferentes programas e departamentos a todos os níveis. Para que o ICDS atinja os seus objectivos, é necessária uma sinergia eficaz entre o Ministério da Proteção Social e o Ministério da Saúde e do Bem-Estar Familiar, o Departamento do Ensino Básico, o Departamento do Abastecimento de Água Potável, o M/Panchyati Raj para satisfazer as necessidades em matéria de saúde, saneamento, água potável, educação pré-escolar, etc. Do mesmo modo, é necessária uma sinergia entre os diferentes departamentos dos Estados.

A nível nacional, foi criado um comité de coordenação e de aconselhamento para assegurar a coordenação entre todos os departamentos/ministérios em causa e para aconselhar, periodicamente, sobre uma melhor prestação de serviços. Foram igualmente reiteradas instruções a todos os Estados/UT para activarem os comités de coordenação a todos os níveis (estatal, distrital, de bloco e de aldeia) e realizarem reuniões a intervalos regulares.

12) **Impacto do programa ICDS:** A redução da incidência da mortalidade, da morbilidade, da subnutrição e do abandono escolar é um dos principais objectivos do regime ICDS. A taxa de mortalidade infantil (IMR) diminuiu de 110 em 1981 para 60 por mil nados-vivos em 2003. Do mesmo modo, a mortalidade de menores de 5 anos diminuiu de 161 em 1983 para 87 em 2003 (Fonte: Sistema de Registo de Amostras). Vários inquéritos revelaram que o regime teve um impacto significativo.

CAPÍTULO 2
2. REVISÃO DA LITERATURA

2.1. **Avaliação do regime ICDS:** No passado, foram efectuados vários estudos de avaliação da aplicação do regime ICDS, nomeadamente Organização de Avaliação do Programa da Comissão de Planeamento em 1982, Avaliação Nacional do Programa ICDS realizada pelo Instituto Nacional de Cooperação Pública e Desenvolvimento Infantil (NIPCCD) em 1992, Resultados da Avaliação do Inquérito Anual durante 1975-1995, publicados pelo Comité Técnico Central para o Desenvolvimento Integrado da Mãe e da Criança ao completar 20 anos de ICDS, Avaliação Nacional do ICDS pelo Conselho Nacional de Investigação Económica Aplicada (NCAER) 1998-1999 e "Três Décadas de ICDS - Uma Avaliação" pelo NIPCCD em 2005-06.

As principais conclusões do estudo efectuado pela NCAER são as seguintes

i) A IMR das zonas abrangidas pelo ICDS é inferior à IMR das zonas abrangidas pelo ICDS e não abrangidas pelo ICDS.

ii) A maioria dos CTA em todo o país estava localizada a uma distância acessível (100-200 metros) dos agregados familiares beneficiários. Outros 10% estavam a cerca de 150-200 metros de distância. Os restantes situavam-se a mais de 200 metros. Assim, era improvável que o fator da distância dos agregados familiares beneficiários em relação ao AWC afectasse a comparência no AWC durante o mau tempo.

iii) Cerca de 50% dos centros de assistência técnica referiram a existência de espaço adequado, especialmente para cozinhar.

iv) A maioria dos CTA do país, exceto os de Tamil Nadu, Kerala, Karnataka e Orissa, funcionava em edifícios comunitários. Dos dados incluídos na amostra, cerca de 40% funcionavam a partir de edifícios de pedra.

v) Embora cerca de 84% dos funcionários tenham declarado ter recebido formação, esta foi em grande parte ministrada antes da entrada em serviço e a formação em serviço continuou a ser largamente negligenciada.

vi) Os líderes comunitários mostraram-se, de um modo geral, positivos em relação ao funcionamento dos AWC (mais de 80% em todos os Estados) e mais de 70% consideraram o programa benéfico para a comunidade.

vii) Verificou-se que um em cada dois PTA possuía habilitações literárias pelo menos até ao nível do ensino básico em todo o país.

viii) Mais de 80 por cento das crianças foram vacinadas contra todas as principais doenças do país. Os AWCs desempenharam um papel significativo na sensibilização para os cuidados pré-natais na maioria dos estados.

ix) O sistema de encaminhamento foi considerado bastante fraco em muitos Estados e precisa de ser revisto.

x) Apenas 17% dos centros de atendimento ao domicílio (AWC) em todo o país dispunham de instalações sanitárias.

xi) Em média, quase 66% das crianças elegíveis e 75% das mulheres elegíveis foram registadas nos centros de atendimento ao domicílio. Isto indica falta de motivação por parte dos GTA para identificar e registar toda a população elegível.

2.2. Inquérito rápido sobre as instalações realizado **pelo NCAER:** O Conselho Nacional de Investigação Económica Aplicada (NCAER) realizou um inquérito rápido sobre as infra-estruturas do ICDS. O projeto de relatório apresentado pelo NCAER em dezembro de 2004 revelou, entre outros aspectos, que :

i) Mais de 46% dos Anganwadis funcionavam em edifícios Pucca, 21% em edifícios semi-pucca, 15% em edifícios kutccha e mais de 9% em espaços abertos.

ii) Mais de 45% dos Anganwadis não dispõem de instalações sanitárias e 40% referiram a existência apenas de urinol.

iii) 27% dos Anganwadis informaram que não têm nenhuma instalação de água potável. Por outro lado,

39% dos Anganwadis têm uma bomba manual como instalação de água potável.

iv) Mais de 90% dos centros forneceram alimentos suplementares, 90% forneceram educação pré-escolar e 76% pesaram as crianças para controlo do crescimento.

v) A nutrição suplementar foi fornecida às crianças numa média de 24,84 dias por mês, ou seja, 298 dias por ano. Do mesmo modo, o ensino pré-escolar foi ministrado numa média de 27,5 dias por mês, ou seja, 330 dias por ano.

vi) Cerca de 50% dos Anganwadis referiram a disponibilidade de tapetes, prateleiras, mesas, cadeiras, uma bandeira nacional, ficheiros de navios, registos, cartões de saúde, blocos de construção, quadros de contagem, brinquedos, livros, tesouras, fogões e colheres.

vii) Cerca de 90% dos Anganwadis relataram a manutenção de registos como MPR, imunização, peso, gravidez, encaminhamento e diário (ICDS-NCAER, 2009).[1]

2.3. **Três décadas de ICDS - Uma avaliação pelo NIPCCD (2006)**

O estudo abrangeu 150 projectos ICDS de 35 Estados/UTs, abrangendo projectos rurais, urbanos e tribais. No total, foram seleccionados aleatoriamente cinco centros Anganwadi (AWC) de cada projeto da amostra, abrangendo 750 AWC. As principais conclusões da avaliação são as seguintes

i) Cerca de 59% dos centros de atendimento ao domicílio estudados não dispõem de instalações sanitárias e em 17 centros de atendimento ao domicílio estas instalações são consideradas insatisfatórias.

ii) Cerca de 75% dos centros de atendimento ao público têm edifícios de pedra.

iii) Verificou-se que 44% dos CTA abrangidos pelo estudo não dispunham de kits PSE.

iv) A interrupção da nutrição suplementar foi registada numa média de 46,31 dias a nível de Anganwadi. As principais razões que causaram a interrupção foram o atraso no fornecimento de produtos de nutrição suplementar.

v) 36,5 por cento das mães não comunicaram a pesagem dos recém-nascidos.

vi) 29% das crianças nasceram com um peso inferior ao normal (menos de 2500 g).

vii) 37% dos PTA referiram a não disponibilidade de materiais/ajudas para a educação nutricional e sanitária (EAN).

O estudo efectuado pelo NIPCCD em 2005-06 tentou comparar o desempenho do ICDS com a sua avaliação anterior de 1992. As principais conclusões das avaliações de 2005-06 em comparação com a avaliação de 1992 são as seguintes: (NIPCCD, 2006).[2]

Indicators	1992	2005-06
AWCs in Pucca Structure	43%	75%
No. of Children Registered (6-36 months)	45.40%	57.15%
No. of Children availing ICDS services (6-36 months)	78%	75.25%
No. of Children Registered (3-6 Years)	56%	63.50%
Pregnant & Lactating mothers registered	77%	87%
Low Birth Weight Children	41%	29%
Severely malnourished Children (0-3 Years)	7%	1%
Interruption in supply of Supplementary Nutrition	63.20%	54%

Meenal M. Thakare et al efectuaram um estudo sobre o funcionamento dos centros Anganwadi de um bloco urbano do ICDS, Aurangabad, e concluíram que os AWC forneciam NFPSE (40%), educação nutricional e sanitária (100%), nutrição suplementar e campos de imunização (60,71%). Não eram realizados exames de saúde e mais de 50% dispunham das infra-estruturas necessárias, 55% dos AWWs mantinham os registos corretamente; os comprimidos de ferro e o xarope de vitamina A não estavam disponíveis em nenhum AWC nos últimos 7-8 meses (Meenal M. Thakare et al, 2011).[3]

Dayanand Singh et al efectuaram um estudo de avaliação do desempenho dos trabalhadores de Anganwadi em Jaipur Jone, Rajasthan, tendo-se verificado que o tempo médio de abertura dos AWC da zona de Jaipur era 18,8 minutos inferior à duração ideal de 240 minutos por dia. A lacuna máxima no registo (93,52%) foi observada no registo de adolescentes. A distribuição de suplementos nutricionais foi de 84,94%. 23,33% das crianças do grupo etário dos 3-6 anos frequentaram o PSE mais de 20 dias. 65% das crianças de 12-24 anos foram totalmente imunizadas. Os ANMs inquiridos receberam referências de 30% dos AWWs (Dayanand Singh et al, 2013).[4]

Chudasama et al efectuaram um estudo para avaliar o programa dos Serviços Integrados de Desenvolvimento Infantil (ICDS) em doze distritos de Gujarat, na Índia. Verificou-se que existiam lacunas no programa no que respeita à cobertura dos serviços. A cobertura da nutrição suplementar foi registada em 48,3% das crianças. A interrupção do fornecimento de nutrição suplementar durante os últimos seis meses foi registada em 61,7% dos centros Anganwadi. Apenas 20% dos centros registaram uma cobertura de 100% de educação pré-escolar entre as crianças. A imunização de todas as crianças foi registada em apenas 10% dos centros *Anganwadi*, enquanto que em 76,7% dos centros não existiam tais registos. O controlo regular da saúde dos beneficiários foi efectuado em 30% dos centros. Os boletins de encaminhamento estavam disponíveis em 18,3% dos centros *Anganwadi* e o encaminhamento de crianças doentes foi feito em apenas 8,3% dos centros (Chudasama et al, 2014).[5]

Sanjay Dixit et al realizaram uma avaliação do funcionamento das áreas de projeto do ICDS nas divisões de Indore e Ujjain do Estado de Madhya Pradesh. 29 centros estavam a funcionar em edifícios alugados e faltavam instalações de armazenamento em 19 dos centros. Embora a qualidade da alimentação fosse aceitável para os beneficiários, a escassez de alimentos era um problema nos centros. A ausência de kits de Educação Pré-Escolar (EPE) e de Educação para a Saúde e Nutrição (EPS) comprometeu as actividades de EPE e EPS nos centros. A indisponibilidade de kits de medicamentos, a falta de visitas regulares das ANMs aos centros e a ausência de exames de saúde de rotina aos beneficiários foram outros problemas encontrados nas áreas de projeto inquiridas. A disponibilidade de um médico em cada área de projeto foi considerada uma das principais necessidades dos trabalhadores (Sanjay Dixit et al, 2010).[6]

CAPÍTULO 3

3. OBJECTIVOS E METAS

Objetivo: Avaliar a implementação do programa Integrated Childhood Development Services (ICDS) no centro Basti Vikas Kendra- Anganwadi (AWC).

Objectivos:

1. Estudar a implementação do programa ICDS que funciona no centro Basti Vikas Kendra Anganwadi (AWC)

2. Avaliar os serviços do programa ICDS em termos de insumos, processo, cobertura e utilização dos serviços.

3. Sugerir medidas e desenvolver um plano de ação para melhorar a eficácia dos serviços do programa ICDS com base nos resultados do estudo.

CAPÍTULO 4
4. MATERIAIS E MÉTODOS

4.1. DESENHO DO ESTUDO: Estudo transversal.

4.2. ÁREA DE ESTUDO: O estudo foi efectuado no centro Anganwadi (AWC) localizado no edifício Basti Vikas Kendra situado no bairro de lata Balmiki basti.

4.3. PERÍODO DE ESTUDO: 1 mês (maio de 2015)

4.4. POPULAÇÃO DO ESTUDO: O funcionamento do centro Anganwadi foi observado e avaliado para recolher as informações necessárias. A população do estudo era composta por -

1. Trabalhador de Anganwadi (AWW) e ajudante de Anganwadi que prestaram serviços no bairro de lata de Balmiki Basti.

2. Beneficiários e pessoal de saúde associado ao centro Anganwadi (AWC) para avaliar o conhecimento, a disponibilidade e a qualidade dos serviços do ICDS.

4.5. INSTRUMENTOS DE ESTUDO: Para a recolha de dados e a avaliação, foram utilizadas as directrizes e o formulário para o acompanhamento e a supervisão do projeto ICDS para os trabalhadores de anganwadi do Instituto Nacional de Cooperação Pública e Desenvolvimento Infantil (NIPCCD), Nova Deli (CMU-NIPCCD).[7] [Anexo]

4.6. RECOLHA DE DADOS: O perfil demográfico da população que é atendida pelo centro Anganwadi (AWC) foi recolhido dos registos presentes no centro. Os serviços do ICDS prestados pelo centro foram observados diretamente. A estrutura organizacional e o padrão de pessoal foram observados.

Os trabalhadores de Anganwadi foram entrevistados juntamente com a revisão dos registos, utilizando um formulário pré-concebido e pré-testado fornecido pelo Instituto Nacional de Cooperação Pública e Desenvolvimento Infantil (NIPCCD). Os beneficiários e os profissionais de saúde também foram entrevistados para avaliar o conhecimento, a disponibilidade e a qualidade dos serviços do ICDS. Tendo em conta o quadro habitual de avaliação de programas, a informação foi recolhida relativamente a: (i) entradas - ou seja, infra-estruturas dos centros de atendimento ao domicílio e características de base dos ACS; (ii) processo - ou seja, prestação de vários serviços do ICDS aos beneficiários; e (iii) resultados - ou seja, cobertura dos serviços prestados, como a segurança social, o acompanhamento do crescimento, a imunização e os serviços de referência. Também foram recolhidas informações sobre a utilização dos vários serviços prestados e questões relacionadas com o funcionamento do programa, através de entrevistas aos trabalhadores de Anganwadi.

Avaliar os conhecimentos relativos a diferentes aspectos dos serviços de saúde prestados pelos trabalhadores de Anganwadi. O questionário incluía perguntas sobre diferentes aspectos do funcionamento dos trabalhadores de Anganwadi, como imunizações, profilaxia contra a cegueira e a anemia, nutrição e educação para a saúde, nutrição suplementar, monitorização do crescimento e serviços de encaminhamento.

Variáveis da ferramenta:

1) Características do trabalhador de anganwadi, como a idade do trabalhador de anganwadi, o estatuto profissional (permanente ou temporário), os anos de serviço, o nível de instrução, o local de residência, a formação profissional, etc.

2) Instalações do centro anganwadi: i) Infra-estruturas: área do centro anganwadi, propriedade do edifício, material do telhado e do chão, número de salas, cozinha, abastecimento de água, instalações sanitárias e disponibilidade de eletricidade. (ii) Instalações logísticas: disponibilidade de uma máquina de pesagem, equipamento didático adequado, mesa e cadeira para o trabalhador de anganwadi, banco/cadeira para as crianças, equipamento lúdico interior e exterior, registos e gráficos de crescimento. (iii) Disponibilidade de suplementos alimentares: frequência do fornecimento de alimentos, quantidade de alimentos fornecidos e problemas de transporte. (iv) Disponibilidade de medicamentos.

3) Coordenação intersectorial: Apoio do departamento de saúde na realização de programas de educação para a saúde, exames de saúde, campos de vacinação e visitas domiciliárias. O apoio do governo autónomo local na disponibilização de fundos, suplementos alimentares, logística, manutenção de

edifícios, programas de educação para a saúde e programas de vacinação foi avaliado em termos de coordenação intersectorial.

4) Participação da comunidade: Participação da população local em programas de educação para a saúde e programas de imunização. As informações sobre as seguintes variáveis, como instalações, supervisão, coordenação intersectorial e participação da comunidade, foram recolhidas dos registos disponíveis no centro anganwadi.

Os dados primários foram recolhidos junto de trabalhadores de Anganwadi, ajudantes de Anganwadi, agentes de saúde, pessoal de campo, beneficiários, líderes comunitários e observações próprias. O investigador principal verificou aleatoriamente os formulários preenchidos para verificar a exatidão dos dados.

Os dados secundários foram recolhidos a partir dos registos sócio-demográficos, nutricionais e de saúde disponíveis no centro Anganwadi.

4.7. MEDIDAS DE RESULTADO: Cobertura de nutrição suplementar (SN), educação pré-escolar não formal (PSE), educação sobre nutrição e saúde (N&HE), controlo de saúde, imunização e serviços de referência.

4.8. ANÁLISE ESTATÍSTICA

1. Os dados foram introduzidos no MS-Excel e analisados utilizando o MS-Excel e o software SPSS versão 17.

2. Os dados qualitativos foram expressos em percentagens com um intervalo de confiança de 95%.

Os dados quantitativos foram expressos em média $\pm$ DP.

4.9. CONSIDERAÇÕES ÉTICAS

1. O objetivo e o procedimento do estudo foram explicados aos participantes.

2. Foi obtido o consentimento informado dos participantes no estudo.

3. A opção de exclusão do estudo foi mantida em aberto, sem qualquer cláusula.

4. Os dados foram mantidos confidenciais e utilizados apenas para fins de investigação.

CAPÍTULO 5

5. RESULTADOS E OBSERVAÇÕES

5.1   PERFIL DEMOGRÁFICO:

O Quadro 5.1 mostra o perfil demográfico com a população total da área de estudo (bairro de lata de Balmiki basti), de acordo com o último registo disponível, que era de 1061. Esta área foi selecionada porque se verificava uma elevada incidência de malnutrição, morbilidade e fraca cobertura dos serviços de saúde e nutrição entre os habitantes dos bairros degradados urbanos pobres.

Quadro 5.1: Características demográficas da área servida pelo Centro de Atendimento ao Cidadão Balmiki basti

Variable	Population
Total population	1061
Total number of males	533
Total number of females	528
Under 6 children	153
Total number of houses	188
Total number of families	164
Sex ratio	991

5.2   ANÁLISE ORGANIZACIONAL:

Descrição da organização:

> Distrito ICDS - Distrito Leste

≥· Número de AWCs sancionados: 100

≥· Número de AWCs operacionais: 100

≥· Ano da sanção: 1989 - 90

≥· Natureza do projeto: Urbano (AWC No- 89)

Estrutura organizacional:

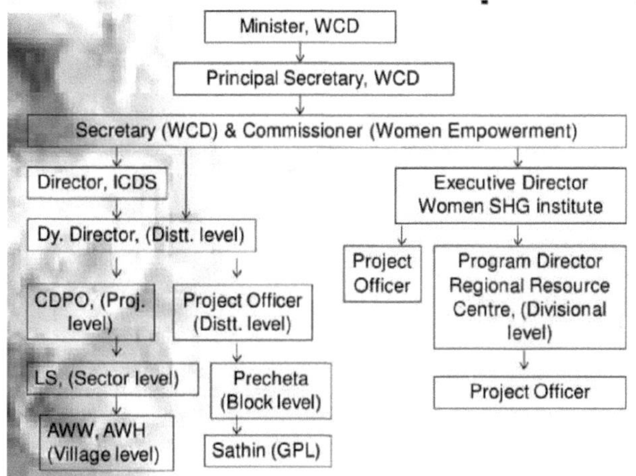

Fig. 5.1: Hierarquia organizacional do programa ICDS do Ministério da Mulher e do Desenvolvimento Infantil (MOWCD)

Tabela 5.2: Hierarquia organizacional do ICDS para o centro BVK Anganwadi, Nova Deli,

Level	Job Title	Job Description
District level	District ICDS programme officer	Programme manager
Block level	Child development project officer (CDPO)	Programme manager
Sector level	Mukhya Sevika	Supervisor
Community level	Anganwadi worker	Service providers
	Anganwadi helper	Auxiliary staff

Cargos vagos: Nulos

Imagem 1: Fotografia de Basti Vikas Kendra

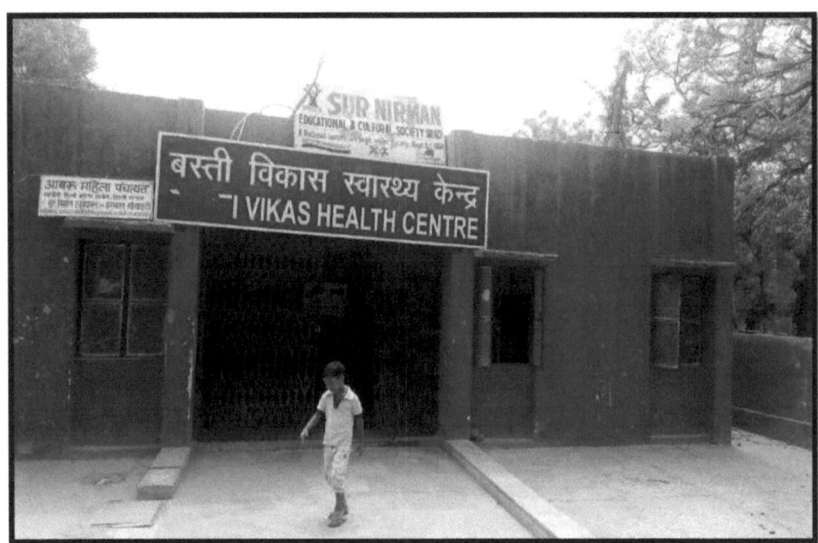

Imagem 2: fotografia do AWC no Basti Vikas Kendra

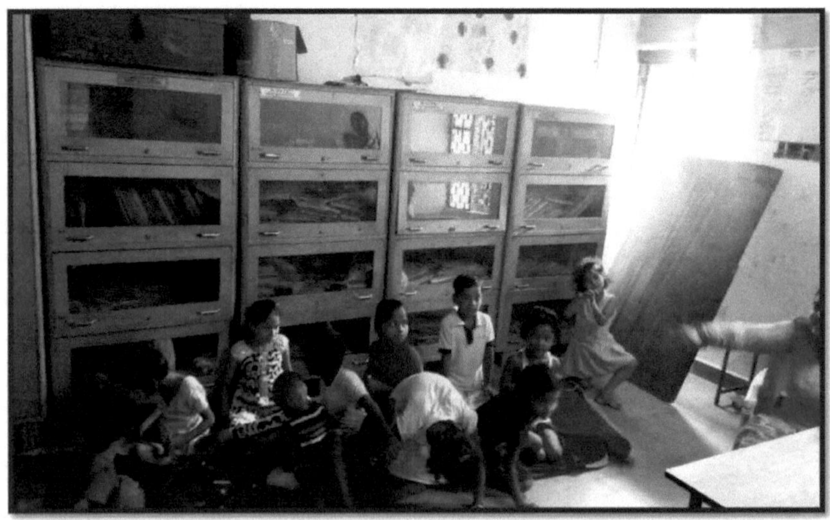

Principais partes interessadas:

1. Departamento de Desenvolvimento da Mulher e da Criança, Governo da Índia

2. Departamento de Saúde

3. Prestadores de cuidados de saúde e trabalhadores do ICDS

4. Beneficiários elegíveis.

5.3 AVALIAÇÃO:

Tabela 5.3.1: Distribuição dos beneficiários registados entre a população servida por AWC

Categories	Eligible	Registered	Unregistered	Coverage (%)
0-6 months	14	12	2	85.7 %
6 months-1 yr	20	15	5	75 %
1-3 yrs	60	35	25	58.3 %
3-6 yrs	59	25	34	42.3 %
Pregnant women	10	6	4	60 %
Lactating mother	11	7	4	63.6 %
Adolescent girls	23	15	8	65.2 %
15-45 yr females	324	46	278	14.19 %
Total	197	115	82	58.3 %

A Tabela 5.3.1 mostra que a cobertura média dos serviços ICDS na área de estudo foi de 58,3%, a cobertura máxima foi observada para 0-6 meses (85,7%) e mínima para o grupo feminino de 15-45 anos (14,19%).

Tabela-5.3.2: Avaliação da cobertura de alguns serviços no âmbito dos CTA estudados

Service	Category	Total beneficiaries	Beneficiaries covered	Expected coverage (%)
Non- formal pre-school education enrollment	Children between 3-6 yrs	59	25 (42.3%)	50 %
Supplementary nutrition	Children between 6 mon.-6 years	139	75 (53.9%)	40 %
	Lactating mothers	11	7 (63.6%)	40 %
	Pregnant women	10	6 (60%)	40 %
Nutrition & health education	15-45 yr females	324	46 (14.1%)	100 %
Health check-up including referral	Children 0-6 yrs	153	57 (37.2%)	100 %
	Lactating mothers	11	3 (27.2%)	40 %
	Pregnant women	10	4 (40%)	40 %

Fig 5.2: Percentagem de cobertura dos serviços ICDS no AWC

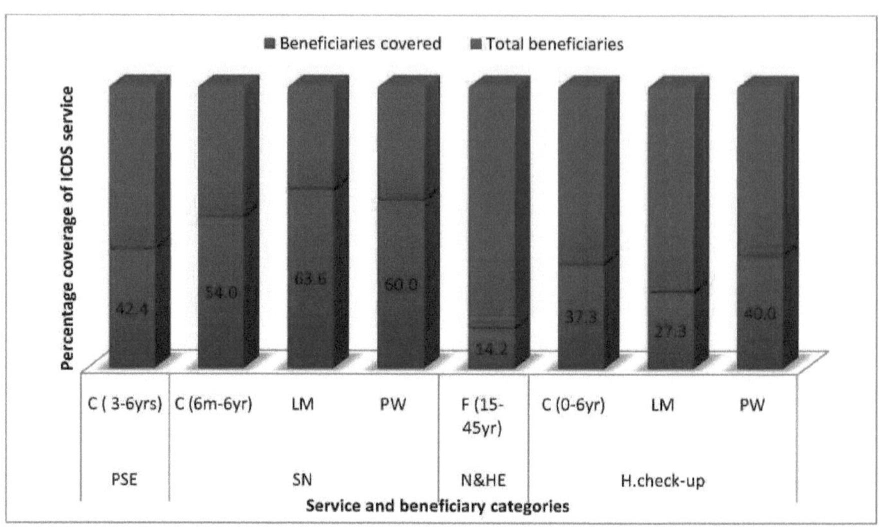

*C- Crianças, LM- Mães lactantes, PW- Mulheres grávidas, F- Mulheres, PSE- Educação pré-escolar, SN-Nutrição suplementar, N&HE- Nutrição e educação para a saúde, H- Controlos de saúde incluindo encaminhamento

O quadro 5.3.2 e a figura 5.2 mostram a cobertura de vários serviços do ICDS na área de estudo, apenas o serviço de nutrição suplementar teve uma cobertura melhor do que os níveis esperados pelo ICDS.[8] Outros serviços, como o PSE, a educação nutricional e sanitária e o controlo de saúde, tiveram uma cobertura inferior aos níveis previstos.

Tabela-5.3.3: Frequência da prestação de cada componente de serviço nas ATA estudadas

Type of service	Expected Frequency	Status	Remarks
Immunization camps	Monthly	Yes	19 vaccinations (1 round- May)
Weighing children 0-3 yr age	Monthly	Yes	Weighing done at nearby health centre
Weighing children 3-6 yr age	3 monthly	No	Only malnourished children weighed
Supplementary nutrition	6 days in a wk	Yes	Regular
Non formal preschool education	6 days in a wk	Yes	Mean attendance (60%)
Vit. A syrup distribution	6 monthly	No	Not available
Iron folic acid tablet distribution	Monthly	No	Not available
Home visits	Daily	No	Weekly
No. of visits to newborn	3 days	No	Only to sick children – Need basis
Health & nutritional education	Daily	No	Referred to nearby health centre

A Tabela 5.3.3 mostra a frequência da realização de vários serviços ICDS nos centros de atendimento ao domicílio; observou-se que apenas as actividades de nutrição suplementar, imunização, PSE e monitorização do crescimento (0-3 anos) foram realizadas regularmente

Quadro 5.3.4: Características do trabalhador de Anganwadi (AWW)

Characteristic	Status	Remarks
Work experience	10 years and above	Since Inception of AWC
Educational qualification	Graduate	(Home sciences)
Monthly honorarium	Rs 5000/-	-
Job training	Yes	3 months (1992)
Induction training	Yes	6 months
Refresher training	Yes	8- 15 days (5 times)
IMNCI training	No	-
WHO growth standards	Yes	1 day
SABLA	Yes	3 days (quarterly)

A Tabela 5.3.4 apresenta várias características e competências do trabalhador de Anganwadi, tendo-se verificado que, para além da formação em IMNCI, o trabalhador de Anganwadi era adequadamente elegível e tinha formação como funcionário do ICDS.

Quadro 5.3.5: Conhecimentos dos GTA relativamente a diferentes aspectos dos serviços ICDS prestados

Sl. No.	Type of Questions	Status
1.	Immunization	Inadequate
2.	Prophylaxis Against Blindness	Inadequate
3.	Nutrition & Health Care	Inadequate
4.	Supplementary Nutrition	Adequate
5.	Growth Monitoring	Adequate
6.	Referral Services	Inadequate

A Tabela 5.3.5 mostra a avaliação dos conhecimentos dos ACS relativamente a vários serviços do ICDS, tendo-se observado que os ACS possuíam conhecimentos adequados apenas para os serviços de nutrição suplementar e de monitorização do crescimento.

Tabela 5.3.6: Conhecimentos dos ACS sobre nutrição suplementar e kit de medicamentos

Calories for pregnant and lactating women	
Know revised norms	Yes
Know pre-revised norms	Yes
Proteins allocated for pregnant and lactating women	
Know revised norms	No
Know pre-revised norms	No
Rupees allocated for pregnant and lactating women	
Know revised norms	No
Know pre-revised norms	No
Calories for children 0–6 years	
Know revised norms	Yes
Know pre-revised norms	No
Proteins for children 0–6 years	
Know revised norms	No
Know pre-revised norms	No
Rupees allocated for children 0–6 years	
Know revised norms	No
Know pre-revised norms	No
Calories for malnourished children	
Know revised norms	Yes
Know pre-revised norms	No
Proteins for malnourished children	
Know revised norms	No
now pre-revised norms	No
Rupees allocated for malnourished children	
Know revised norms	No
Know pre-revised norms	No
Indication of drug in drug kit	

T. Paracetamol	Yes
Syrup Paracetamol	Yes
Sulphacetamide eye drops	Yes
T. mebendazole	Yes
Gentian violet paint	No
Benzoyl benzoate solution	No
Cotton role	Yes
Bandages	Yes

O quadro 5.3.6 mostra a avaliação dos conhecimentos dos ACS relativamente à nutrição suplementar e às indicações dos kits de medicamentos. Observou-se que os GTA conheciam sobretudo as normas calóricas revistas para cada categoria de beneficiário. No entanto, observou-se um conhecimento deficiente das normas relativas às proteínas e do dinheiro atribuído por beneficiário, tanto nas directrizes anteriores como nas revistas. Quanto ao conhecimento das indicações dos medicamentos, verificou-se que, à exceção da tinta de violeta de genciana e da solução de benzoato de benzoílo, era adequado.

Quadro 5.3.7: Problemas enfrentados pelo trabalhador de Anganwadi

Type of problem	Status	Remarks
Inadequate salary	Yes	Lack of performance based incentives like- ASHA
Infrastructure related	Yes	Poor maintenance, lack of play area
Logistic supply related	Yes	Poor availability of drugs & PSE material
Work overload	No	Beneficiary avail SNP mostly
Excessive record maintenance	Yes	Poor feedback on reports sent and training
Lack of help from community	Yes	Multiple service providers, Poor knowledge
Inaccessibility of superiors	No	Regular meetings

O quadro 5.3.7 mostra os vários problemas enfrentados pelos ACS durante a prestação de serviços ICDS, nomeadamente: infra-estruturas deficientes, salários deficientes, fornecimento logístico deficiente, manutenção excessiva de registos e falta de apoio da comunidade.

Tabela 5.3.8: Disponibilidade e manutenção de registos pelo trabalhador de Anganwadi

Type of register	Status
Survey registers	Available & Maintained
Immunization register	Available & Maintained
ANC registers	Not Available
Birth register	Available & Maintained
Death register	Available & Maintained
NFPSE & Supplementary nutrition register	Available & Maintained
Stock register	Available & Not maintained
Dairy cum visit book	Available & Maintained
Referral register	Not Available
Register for malnourished	Not Available
Growth card register	Available & Maintained
Medicine distribution register	Available & Not maintained
Family planning register	Not Available
Mahila mandal register	Not Available
Home visit register	Not Available
Consumable register	Available & Not maintained
Beneficiary attendance register	Not Available

O quadro 5.3.8 mostra a disponibilidade e a manutenção de vários registos. Os registos não disponíveis nos centros de atendimento médico foram os seguintes: cuidados de saúde pré-natais, encaminhamento, desnutrição, planeamento familiar, mahila mandal, visitas domiciliárias e comparência do beneficiário. Alguns registos não foram mantidos, como o registo de existências, de distribuição de medicamentos e de consumíveis.

Quadro - 5.3.9: Infra-estruturas disponíveis nas CTA

Type of facility	Status	Remarks
Pucca building	Yes	Poor maintenance
Within community reach	Yes	Less than 100 meters
Sign board displayed	No	Available but not displayed
Electricity connection	Yes	Irregular supply
Electrical points above 5 feet	Yes	-
Fan working	Yes	Need repair
Cross ventilation	No	Window permanently closed
Lighting adequate	No	Both natural & artificial
Piped water supply	Yes	Irregular , water stored unhygeinically
Drinking water	Yes	Stored in reused plastic water bottles
Separate kitchen	No	Precooked food by NGO aadharshila
Sanitary toilet	Yes	Water supply not present
Child friendly toilet	No	-
Government building	Yes	Attached to health centre
Sitting Arrangement adequate	No	Beneficiary sit on floor
Adequate Space (indoor)	No	-
Adequate Space (outdoor)	No	-
Creche facility	No	-

O quadro 5.3.9 mostra as infra-estruturas disponíveis nas CAA. As infra-estruturas gerais das CAA situadas num edifício público mal conservado foram consideradas deficientes com base em vários parâmetros estudados. As deficiências notáveis observadas foram: espaço inadequado, má disposição dos assentos, iluminação e ventilação inadequadas e ausência de casas de banho adequadas para crianças.

Quadro 5.3.10: Fornecimento e utilização de logística no centro Anganwadi

Type of supply	Status	Remarks
Registers	Available	Regular supply and use
Weighing scale	Not available	Weighing done at health centre
Growth cards	Available	Regular supply and use
Nutritional & health educational (IEC) material	Not available	Available at health centre
NFPSE material	Available	Inadequate, irregular supply and not properly used
Supplementary nutrition	Available	Regular supply and use
T. Paracetamol	Available	Irregular supply, frequently used
Syrup Paracetamol	Not available	-
Sulphacetamide eye drops	Available	Irregular supply, rarely used
T. mebendazole	Available	Regular supply and use
Gentian violet paint	Available	Irregular supply, not used
ORS	Available	Regular supply and use
Cotton role	Available	Irregular supply, rarely used
Bandages	Not available	Irregular supply, rarely used
Iron tablet	Available	Regular supply and use
Vit.A supplement	Not available	Regular supply, not used

O Quadro 5.3.10 mostra vários materiais logísticos e a sua utilização nos centros de saúde. As deficiências importantes observadas foram a não disponibilidade de: balança, materiais de IEC, syp. PCM, suplementos de Vit A e ligaduras.

Quadro 5.3.11: Situação dos serviços de nutrição suplementar disponíveis nos centros de saúde

Service	Status	Remarks
Children of 6 months-6 years availing services/registered	Satisfactory	92 % utilization
Pregnant mothers availing services/registered	Satisfactory	83.3 % utilization
Lactating mothers availing services/registered	Unsatisfactory	57.1 % utilization
Quality of supplementary nutrition	Satisfactory	-
Acceptability of supplementary nutrition	Satisfactory	-
Quantity of supplementary nutrition as per norms/menu	Satisfactory	Regular inspection
Service interrupted in 6 months	Satisfactory	Regular service

A Tabela 5.3.11 mostra a situação dos serviços de nutrição suplementar nos centros de atendimento médico. Observou-se que o serviço era satisfatório, com boas taxas de utilização (92%, 83,3%) e qualidade. No entanto, a taxa de utilização entre as mães lactantes (57,1%) foi considerada baixa.

Quadro 5.3.12: Situação dos serviços de saúde materna disponíveis nos centros de atendimento médico

Service	Status	Remarks
Pregnant mothers availing services/registered	Unsatisfactory	Referred to health centre
Lactating mothers availing services/registered	Unsatisfactory	Referred to health centre
Iron and folic acid tablet distribution	Satisfactory	-
Nutrition and health education	Unsatisfactory	Referred to health centre

O quadro 5.3.12 mostra a situação dos serviços de saúde materna nos centros de saúde. A disponibilidade de serviços era fraca, uma vez que a maioria das mulheres grávidas e mães lactantes eram encaminhadas para o centro de saúde mais próximo para efetuar exames de saúde. No entanto, devido à distribuição de comprimidos de IFA, muitos beneficiários estavam a frequentar o AWC de vez em quando.

Quadro 5.3.13: Situação dos serviços de saúde para adolescentes disponíveis nos centros de atendimento ao público

Service	Status	Remarks
Adolescent girls receiving services/registered	Satisfactory	86.9% utilization
AWC celebrated NHED* day	Unsatisfactory	-
SABLA scheme	Satisfactory	-
Reproductive health education	Satisfactory	Liaison with health centre
Vocational training & career counseling	Satisfactory	Regular
Iron and folic acid tablet distribution	Satisfactory	-

O quadro 5.3.13 mostra a situação dos serviços de saúde para adolescentes (raparigas) nos centros de saúde. Estes foram considerados satisfatórios, com uma boa taxa de utilização (86,9%) e uma implementação adequada do regime SABLA. No entanto, verificou-se que os dias de NHED não estavam a ser realizados no AWC.

Tabela- 5.3.14: Situação dos serviços de saúde infantil disponíveis nos centros de atendimento ao público

Service	Status	Remarks
Children of 6 months-6 years availing services/registered	Unsatisfactory	28.7 % utilization
Growth chart availability	Satisfactory	Regular Training & supervision
Accurate use of growth chart	Satisfactory	Regular Training & supervision
Deworming tablets distribution	Satisfactory	-
Salter scale for weighing	Unsatisfactory	Not available
Health checkups	Unsatisfactory	Referred to health centre
Sneha shivir held	Unsatisfactory	None held
Referral to Nutrition Rehab. centre	Unsatisfactory	NRC not designated

O quadro 5.3.14 mostra a situação dos serviços de saúde infantil nos centros de atendimento pré-natal. Estes foram considerados insatisfatórios, com uma utilização deficiente (28,7%) e a não disponibilidade de equipamento de pesagem. A reunião nutricional e a rede de encaminhamento eram mal realizadas e geridas. No entanto, a disponibilidade de gráficos de crescimento e comprimidos de desparasitação foi considerada satisfatória.

Quadro 5.3.15: Situação dos serviços de cuidados e educação na primeira infância (ECCE) nos centros de atendimento ao domicílio

Service	Status	Remarks
Children of 3-6 years availing services/registered	Unsatisfactory	64 % attendance
Availability of PSE material	Unsatisfactory	Poor supply
Skill of AWW in organizing PSE activities	Satisfactory	Training done
Availability and use of PSE guidebook	Unsatisfactory	Not available
Usage of PSE material	Satisfactory	-
Enrollment of AW children in primary school	Satisfactory	100 % admission
Parental involvement in PSE activities	Unsatisfactory	Lack of feedback

O quadro 5.3.15 mostra a situação dos serviços de ECCE nas US em estudo. Foi observada uma fraca assiduidade (64%), envolvimento parental e disponibilidade de material PSE. Foram observadas competências adequadas dos GTA na organização de actividades de PSE, utilização de material de PSE pelas crianças e matrícula completa das crianças de GTA na escola primária.

Tabela- 5.3.16: Situação dos serviços de vacinação disponíveis nos centros de saúde

Service	Status	Remarks
Children and PW availing services/registered	Satisfactory	94.6 % utilization
Immunization camp	Satisfactory	Liaison with health centre
Immunization counseling and guidance	Satisfactory	Referred to health centre
Providing support to health staff	Satisfactory	-
Updating immunization registers	Satisfactory	Regular recording & reporting
Mission Indradhanush activities	Satisfactory	Liaison with health centre

O quadro 5.3.16 mostra a situação dos serviços de vacinação nos centros de saúde, que foram considerados satisfatórios com boas taxas de utilização (94,6%) e actividades regulares de vacinação realizadas em ligação com o centro de saúde mais próximo.

Quadro 5.3.17: Situação dos serviços de encaminhamento disponíveis nos centros de saúde

Service	Status	Remarks
Referral to suitable health facility	Satisfactory	Regularly to nearby health centre
Referral slips given to beneficiaries	Unsatisfactory	Not available
Follow-up of referred case	Unsatisfactory	Not done
Referral register maintained	Satisfactory	Regular recording & reporting

O quadro 5.3.17 mostra a situação dos serviços de encaminhamento nos centros de saúde que eram regularmente encaminhados para o centro de saúde mais próximo, com manutenção de registos adequados. No entanto, não foram entregues boletins de encaminhamento aos beneficiários e não foi efectuado o acompanhamento dos casos.

Tabela- 5.3.18: Situação da perceção e envolvimento da comunidade no AWC

Service	Status
Overall community perception of ICDS services	Satisfactory
PSE activities	Average
Counseling	Satisfactory
Health checkup	Average
Advocacy	Satisfactory
Supplementary nutrition	Very good
Community outreach	Poor
Community monitoring	Average

O quadro 5.3.18 mostra a situação da perceção e do envolvimento da comunidade no AWC, tendo-se observado que a perceção geral da comunidade relativamente ao funcionamento do AWC era satisfatória, sendo os serviços de nutrição suplementar considerados muito favoráveis. No entanto, o alcance e o envolvimento da comunidade foram considerados fracos.

5.4 ANÁLISE SWOT

Pontos fortes

1. *Reputação*: Uma vez que o centro Anganwadi (AWC) está associado ao centro de saúde do Departamento de Medicina Comunitária, MAMC, tem uma boa reputação na comunidade.

2. *Pessoal permanente:* O centro tem pessoal permanente de Anganwadi desde o início, o que tem um impacto positivo, uma vez que se tornaram conhecidos da comunidade, o que ajuda a manter a reputação.

3. *Co-localização com o centro de saúde*: O AWC está co-localizado com o centro de saúde no edifício basti vikas kendra, o que facilita a eficácia dos serviços de saúde e de encaminhamento.

4. *Serviços gratuitos*: Os serviços, incluindo a nutrição suplementar e os medicamentos, são prestados gratuitamente nos centros de atendimento médico, o que é vantajoso para os residentes dos bairros degradados com baixa capacidade económica.

5. *Alimentos pré-cozinhados*: A disponibilidade de alimentos pré-cozinhados poupa o tempo do pessoal de Anganwadi, que pode ser canalizado para a execução efectiva de outros serviços.

6. *Facilidade de acesso:* O AWC é facilmente acessível a uma distância de 100 metros da população abrangida.

7. *Coordenação intersectorial:* O centro tem uma coordenação eficaz com várias ONG e departamentos do Governo para uma prestação de serviços eficaz, por exemplo, a ONG aadharshila, a ONG sur nirman, o Departamento de Medicina Comunitária, o MAMC, etc.

Pontos fracos

1. *Falta de motivação do pessoal:* Devido ao fraco feedback, à falta de incentivos e à falta de envolvimento da comunidade, o pessoal afeto às AWC não está suficientemente motivado para melhorar os serviços.

2. *Infra-estruturas e logística deficientes:* As infra-estruturas físicas são deficientes, o que impede uma prestação de serviços eficaz, acentuada por uma logística deficiente.

3. *Lacunas na formação:* Conhecimentos e competências deficientes do pessoal de Anganwadi em matéria de: saúde materno-infantil, manutenção de registos, envolvimento da comunidade, etc.

4. *Fraca participação da comunidade: A* fraca participação da comunidade e o feedback em relação aos serviços do ICDS fazem perder oportunidades de implementação e monitorização eficazes.

Oportunidades

1. *Estratégias de IEC:* Podem ser utilizadas estratégias inovadoras de IEC para melhorar os conhecimentos e a perceção da comunidade relativamente aos vários serviços do ICDS. Reforçarão a tónica no conceito de prevenção e promoção da saúde.

2. *Coordenação com o centro de saúde:* Uma vez que o centro de saúde está co-localizado com o AWC, é possível desenvolver uma melhor coordenação na organização de actividades de IEC e na melhoria dos serviços de saúde.

3. *ONG:* Poderiam ser estabelecidas ligações eficazes com várias outras ONG para melhorar a saúde

dos adolescentes, incluindo formação profissional e actividades PSE.

4. ***Mahila Mandals***: Devem ser criados grupos de autoajuda de mulheres e grupos comunitários para melhorar a cobertura e o acompanhamento dos serviços do ICDS.

5. ***Tecnologia da informação***: os serviços de TI podem ser utilizados para melhorar a manutenção de registos e a elaboração de relatórios, bem como para melhorar as actividades de IEC e de acompanhamento comunitário.

Ameaças

1. ***Área de influência mal definida***: a área de influência das AS não está bem definida e não são realizados inquéritos regulares de identificação dos beneficiários.

2. ***Múltiplos prestadores de cuidados de saúde:*** Existe uma multiplicidade de prestadores de cuidados de saúde, incluindo médicos privados.

3. ***Perfil populacional em rápida mudança***: A área tem uma proporção significativa de população migrante, o que constitui um desafio para o planeamento dos serviços ICDS nos centros de atendimento ao público.

4. ***Fraca perceção da comunidade***: as pessoas dão preferência aos serviços do ICDS apenas para beneficiar de nutrição suplementar e não de outros serviços prestados.

CAPÍTULO 6

6. CONCLUSÕES

Foi efectuado um estudo transversal no centro Basti vikas kendra Anganwadi (AWC) situado no bairro de lata de Blamiki basti. Este estudo foi efectuado para avaliar o funcionamento do programa ICDS no centro Basti Vikas Kendra Anganwadi (AWC) em termos de insumos, processo, cobertura e utilização de serviços. Depois de analisar os resultados, pode concluir-se que:

1. A cobertura média dos serviços do ICDS na área de estudo foi de 58,3%, sendo a cobertura máxima registada no grupo dos 0-6 meses (85,7%) e a mínima no grupo das mulheres de 15-45 anos (14,19%).

2. Apenas o serviço de nutrição suplementar teve uma cobertura superior à prevista. Outros serviços, como PSE, educação nutricional e sanitária e controlo de saúde, tiveram uma cobertura deficiente.

3. Os serviços do ICDS, tais como: nutrição suplementar, imunização, PSE e actividades de monitorização do crescimento (0-3 anos) eram regulares.

4. Os trabalhadores de Anganwadi (AWW) eram adequadamente elegíveis e formados para implementar eficazmente os serviços ICDS, exceto a gestão integrada das doenças neonatais e infantis (IMNCI).

5. Os ACS tinham conhecimentos adequados apenas para os serviços de nutrição suplementar e de controlo do crescimento.

6. Os PTA conheciam as normas calóricas revistas para cada categoria de beneficiário. No entanto, observou-se um fraco conhecimento das normas relativas às proteínas e ao dinheiro atribuído por beneficiário, tanto nas directrizes anteriores como nas revistas.

7. Os problemas enfrentados pelos ACS na prestação dos serviços do ICDS foram os seguintes: infra-estruturas deficientes, salários baixos, logística deficiente, manutenção de registos em excesso e falta de apoio da comunidade.

8. Registos indisponíveis no AWC - ANC, encaminhamento, desnutrição, planeamento familiar, mahila mandal, visitas domiciliárias e presença do beneficiário. Registos não mantidos - stock, distribuição de medicamentos e registo de consumíveis.

9. O AWC estava localizado num edifício governamental mal conservado e as deficiências notáveis observadas nas infra-estruturas foram: espaço inadequado, má disposição dos assentos, iluminação inadequada e

ventilação e ausência de casas de banho adequadas para crianças.

10. Os fornecimentos logísticos e a sua utilização foram fracos, por exemplo, a não disponibilidade de: balança, materiais de IEC, syp. PCM, suplementos de Vit A e ligaduras.

11. O serviço de nutrição suplementar foi considerado satisfatório, com boas taxas de utilização (92%, 83,3%) e qualidade.

12. A disponibilidade de serviços de saúde materna era fraca e as mulheres grávidas e as mães lactantes eram encaminhadas para o centro de saúde mais próximo para todos os exames de saúde.

13. Os serviços de saúde para adolescentes (raparigas) nos centros de atendimento médico foram satisfatórios, com uma boa taxa de utilização (86,9%) e uma aplicação adequada do regime SABLA.

14. Relativamente aos serviços de ECCE na AWC: observou-se uma fraca assiduidade (64%), envolvimento parental e disponibilidade de material PSE.

15. Os serviços de imunização foram satisfatórios, com boas taxas de utilização (94,6%), realizados em ligação com o centro de saúde mais próximo.

16. Os serviços de encaminhamento na AWC eram satisfatórios, com um registo adequado. Não foram emitidos boletins de encaminhamento e não foi efectuado o acompanhamento dos casos.

17. A perceção geral da comunidade em relação ao funcionamento dos centros de atendimento médico foi satisfatória, sendo os serviços de nutrição suplementar considerados mais favoráveis. As actividades de sensibilização da comunidade, o acompanhamento e o envolvimento dos GTA foram

considerados deficientes.

CAPÍTULO 7

7. RECOMENDAÇÕES

Com base nas conclusões acima referidas, são feitas as seguintes recomendações:

1. Para melhorar a cobertura dos serviços do ICDS, é necessário repetir o inquérito e a inscrição dos beneficiários elegíveis com actividades coordenadas de IEC.

2. O pessoal de Anganwadi deve ser formado e motivado para melhorar o seu desempenho profissional.

3. Deve haver um fornecimento regular de medicamentos e logística (PSE, material de IEC, máquina de pesagem, etc.) no centro.

4. A formação do pessoal de Anganwadi deve ser feita em actividades de sensibilização da comunidade, nutrição e educação para a saúde, imunização, manutenção de registos, exames de saúde e encaminhamento e IMNCI.

5. Formação de orientação do pessoal de Anganwadi sobre as directrizes revistas do ICDS e a utilização de kits de medicamentos.

6. Os problemas e as questões do pessoal de Anganwadi devem ser tratados de forma adequada.

7. Fornecimento dos registos necessários, a manutenção de registos deve ser personalizada de acordo com as necessidades da comunidade e o funcionamento do AWC, para que não haja encargos desnecessários com a manutenção de registos.

8. Feedback adequado e motivação do desempenho dada ao AWW com base nos relatórios mensais enviados.

9. As infra-estruturas físicas da AWC devem ser melhoradas e as deficiências logísticas devem ser resolvidas atempadamente.

10. Deve ser promovida uma melhor coordenação intersectorial na prestação de serviços de saúde materna, com funções e responsabilidades claras.

11. Os serviços de saúde e de desnutrição dos recém-nascidos devem ser melhorados através de uma melhor

redes de proximidade e de encaminhamento eficazes.

12. A participação dos pais e as abordagens inovadoras devem ser introduzidas para melhorar a cobertura e a qualidade do ensino pré-escolar.

13. Deve ser criada uma rede de encaminhamento claramente definida e a emissão de boletins de encaminhamento e o acompanhamento dos casos devem ser efectuados regularmente.

14. Devem ser realizadas reuniões regulares do CDPO e do Mukhya sevika (supervisor) com os representantes da comunidade para melhorar o envolvimento e a apropriação da comunidade nos serviços do ICDS.

CAPÍTULO 8

8. PLANO DE ACÇÃO

Quadro 8.1: Plano de ação provisório para melhorar os serviços ICDS nos AWC

Activity	Input/resources	Person responsible	Supporting staff	Time period	Place
1. Briefing AWC staff and stakeholders regarding need for improvement	• Annual report • Monthly reports • Registers, survey data	Mukhya Sevika (supervisor)	Medical officer (health centre)	2 days	AWC
2. Logistics/procurement	• ICDS funds • Stock register • Community fund pooling	CDPO	Mukhya sevika, AWW, Community representatives	1 month	AWC
3. Training of service providers	• Training modules	CDPO	Mukhya sevika , MO	2 weeks	AWC
4. IEC activities in the community	• Posters • Role play • Flip charts • Handouts • Health talk	AWW	AW helper, Health centre staff	1 week (2 rounds)	Community , AWC
5. Feedback	• Survey/questionnaire • Focus group discussions/ interview	Mukhya sevika (supervisor)	MO, Community representatives	1 week	Community , AWC
6. Monitoring	• Monthly reports • Community feedback	Mukhya sevika (supervisor)	MO, Community representatives	6 months	Community , AWC

CAPÍTULO 9

9. REFERÊNCIAS

1. Programa dos Serviços Integrados de Desenvolvimento da Criança (ICDS), Desenvolvimento da Criança. Nova Deli: Ministério da Mulher e do Desenvolvimento Infantil, Governo da Índia. Rapid Facility Survey of Infrastructure at Anganwadi Centers (RFS-AWCs) por NCAER. Disponível em: http://wcd.nic.in/icds.htm. (Acedido em 9 de maio de 2009).

2. Instituto Nacional de Cooperação Pública e Desenvolvimento Infantil. Three decades of ICDS: an appraisal (Três décadas de ICDS: uma avaliação). Nova Deli: Instituto Nacional de Cooperação Pública e Desenvolvimento Infantil, 2006. http://wcd.nic.in/3dicds.htm (18 de janeiro de 2012, data do último acesso)

3. Thakare M, Kuril BM, Doible MK et al. A study of functioning of Anganwadi centres of urban ICDS block of Aurangabad city. Indian J Prev Soc Med. 2011;42:253-58.

4. Singh D, Gaur KL, Sharma MP. Avaliação do desempenho dos trabalhadores de Anganwadi da zona de Jaipur, Rajasthan. Revista Internacional de Engenharia e Ciências da Invenção. abril de 2013;2(4):28- 34.

5. Chudasama RK et al. Evaluation of Integrated Child Development Services Program in Gujarat, India. Indian pediatrics. Sep 2014 ;51:707-11.

6. Dixit S, Sakalle S, Patel GS, Taneja G, Chourasiya S. Avaliação do funcionamento das áreas de projeto do ICDS nas divisões de Indore e Ujjain do estado de Madhya Pradesh.Online J Health Allied Scs. 2010;9(1):2.

7. Acompanhamento e supervisão do regime ICDS: Capítulo 2(pp 1-13). Nova Deli: Instituto Nacional de Cooperação Pública e Desenvolvimento Infantil, Governo da Índia. Guidelines for Monitoring and Supervision of the Scheme, Central Monitoring Unit (ICDS). Disponível em: http://nipccd.nic.in/gdlns_frame.htm.(Acedido em 9 de maio de 2009).

8. Programa Nacional de Saúde Série 7, Serviços Integrados de Desenvolvimento da Infância, Dr.

Sunder

Lal, Instituto Nacional de Saúde e Bem-Estar Familiar, New Mehrauli Road, Munirka, New

Deli-110 067.

CAPÍTULO 10

10. ANEXOS

1. **Formulário de acompanhamento do projeto ICDS para o trabalhador Anganwadi.** Monitorização e supervisão do projeto ICDS: Capítulo 2(pp 1-13). Nova Deli: Instituto Nacional de Cooperação Pública e Desenvolvimento Infantil, Governo da Índia. Guidelines for Monitoring and Supervision of the Scheme, Central Monitoring Unit (ICDS). Disponível em: http://nipccd.nic.in/gdlns_frame.htm.(Acedido em 9 de maio de 2009).

Proforma for Monitoring of ICDS Project
for
Anganwadi worker

Details of ICDS Project/ AWCs monitored

T.   Background Information:

1. Name of the State:

2. Name of the District:

3. Name of the Project:

4. Name of Anganwadi Worker:

5. Name of Helper:

6. Name and Number code of AWC:

7. Address of AWC:

....

   Telephone: .... [With STD code]   Mobile: ....

U.   Anganwadi Centre Information:

1.   Type of the Project: ☐ural   ☐ban   Tribal

2.   Year of Starting AWC: ....

3.   Experience of AWW in ICDS: ☐ Up to one Year ☐ 2- 5Years ☐ 5-10 years ☐

   10 Years & above

4.   Educational qualification: Below Matric ☐   Matriculate ☐   110+2 ☐

   Graduate ☐   Post Graduate ☐

5.   Monthly Honorarium: ....

6.   Training of AWW

Type of Training	Duration (No. of working days)	Month/ Year of Training
Job		
Ref		
Orientation		
Skill Training in WHO Growth Standards		
Skill Training in Mother & Child Protection Card		
IGMSY		
SABLA		
Others		

V.   Physical Infrastructure of AWC:

1.   Type of Building: Kuchha   Pucca   Open Space

2.1 Ownership of AWC Building: ☐ Constructed by Government ☐ Rent free Govt.
☐ building   ☐   School building   Community/Panchayat building with ☐
☐ rent   Rented building   Own House   Helper's House

2.2 (a) Is electricity available at AWC? Yes ☐ No ☐
    (b) If Yes, whether electrical points are above five feet from floor? ☐ Yes ☐ No

3. Is the sign board of AWC displayed? ☐ Yes ☐ No

    a) Is the sign board visible from the road   ☐ Yes ☐ No

    b) Condition of sign board ☐ Good ☐ Satisfactory ☐ Poor

4. Distance of AWC from the village:
        ☐ Less than 100 Mts ☐ 100-200 Mts ☐ 300-400 Mts ☐ More than
500 ☐ Mts
        Within Village

5. Total built size of AWC: ☐ Adequate ☐ Inadequate

5.1 Number of rooms in AWC? ☐ One ☐ Two ☐ Three ☐ More

6. Is Separate Kitchen Available at AWC? ☐ Yes ☐ No

7.1 If No, what are the cooking arrangements?
        ☐ Cooking is done under covered space ☐ Cooking is done in open
space ☐
        ☐ Cooking is done by SHGs   At AWW's house ☐ Any Other
        (Specify)___________

7.   2 Is there a provision of cooking gas at AWC? ☐ Yes   No

8. Is there a separate space for storage : ☐ Available ☐ Not Available

9. If No, what are the arrangement for storage:
        ☐ In the Anganwadi itself
        ☐ At school
        ☐ AWW/AWH House
        ☐ Any other place [Please specify]
        ....
        .....

10.   What is the source of Drinking Water:
        ☐ Deep hand pump available in AWC campus
        ☐ Deep hand pump available nearby AWC
        ☐ Shallow hand pump/ Well/ Pond
        ☐ Tap water supply from PHD/local Admn.

11.   What is the Drinking Water Storage facility available at the AWC? [Observe]
        ☐ Directly from the source (Tap)

☐ Stored in covered utensils with ladle

☐ Stored in uncovered utensils

☐ Stored in un-cleaned utensil in unhygienic condition

12. Is Toilet Facility available in the AWC? ☐ Available ☐ Not Available ☐ Available but not usable

☐ Available but not child friendly

13. Is there a separate toilet facility for Girls and Boys ☐ Yes ☐ No

14. Current position of toilet facility:[Observation by investigator]

☐ Toilet available with water facility in usable condition

☐ Toilet available without water facility but usable

☐ Toilet available but not usable

15. Arrangement where toilet facility is not available/usable

☐ Facility provided by community

☐ Go to road side

☐ Go to nearest house

☐ Go to own house

D.   ECCE

9. Status of Early Childhood Care and Education:

Total number of children (3-6 yrs) in the AWC area	Total number of children (3-6yrs) registered in AWC	Average number of children attending AWC for last three months

10.   Skill of AWWs on organization of PSE activities in 10 point rating scale by observing PSE activities organized by AWWs [based on organising objective based activities, activities as per time table, using guidebook, using PSE kit, satisfying curiosity of children and sustaining interest of the children and their involvement]

11.   Availability ECCE Material available at AWC

Material/ Aids	Availability [Yes / No]
Availability of time table for PSE at AWC	Yes / No

Availability of appropriate & adequate PSE material	Yes / No
Availability of appropriate & adequate PSE Kit	Yes / No
Availability of any Guidebook issued by State Govt. for PSE	Yes / No

12.   Rating on use of PSE Materials/aids

Material/ Aids	Rating on 10 points scale
Extent of coverage of all aspects of child development with the help of PSE materials/aids	
Extent of use of Time table	
Use of PSE Material	
Use of Guide Book issued by State Govt.	

13.   Enrollment status of AW children in primary school as on the date of visit

Total number of children eligible for enrollment in Primary School	Total number of children Enrolled in Primary School on the last occasion

14.   Are you aware of ECCE day ☐   Y☐   No

15.   How many ECCE days have been conducted in the last two quarters before the visit?

     ☐   ☐

    Ist   IInd

16.   Do you receive support of parents in organizing PSE activities?

Yes ☐ No ☐

17.   Do parents contribute in preparation of PSE material/ Aids?   Yes ☐   No☐

18. If yes what type of support is received?

        1. ....
....

        2. ....
....

        3. ....
....

        4. ....
....

19. Number of parents involved with organization of PSE activities in the last two quarters before visit

Quarter	Number of parents involved
1st Quarter	
2nd Quarter	

[1st quarter means first 3 months preceeding the month of visit for example, if the visit is made in November 2013, then 1st quarter would be from August- October 2013. Similarly, 2nd quarter means second 3 months preceeding the month of visit for an example, if the visit is made in November 2013 then, 2nd quarter would be from May – July 2013. This meaning will be applicable in all term "quarter" used in all monitoring schedules.]

20. Efforts made by AWW to improve Early Childhood Stimulation?

Number of mothers guided for conducting early childhood stimulation activities			
1st Quarter before visit		2nd Quarter before visit	
Birth- 1 yrs	1-3 yrs	Birth- 1 yrs	1-3 yrs

13. Number of PSE materials developed and nature walk conducted by AWW to improve PSE?

Quarter	Materials developed	Nature walk conducted
First Quarter		
Second Quarter		

E. Supplementary Nutrition:

1. Details of Beneficiaries:

Category	Total No. in the area covered by AWC		Total No. of beneficiaries registered	
	1st Quarter before visit	2nd Quarter before visit	1st Quarter before visit	2nd Quarter before visit
Pregnant women				
Lactating mothers				
Children (6mo - 3 yrs)				
Children (3-6 years)				
Adolescent girls				

2. Beneficiaries availing SN

Category	Total No. of beneficiaries who availed SN during in 1st Quarter before the visit	Total No. of beneficiaries availing SN in 2nd Quarter before visit
Pregnant women		
Lactating mothers		
Children (6 mo- 3 yrs)		
Children (3-6 years)		
Adolescent girls		

3. Type of Food Supplied to beneficiaries:

Categories	Morning Snacks	HCM	THR	Others*	Average Quantity given per beneficiary, per day basis

6 months-3yrs.					
3yrs.-6yrs.					
Pregnant Women & Nursing Mother					
Adolescent Girls					

* Please mention Morning snacks, energy dense, micronutrient, Fortified food etc.

4. Is the quality of the supplementary nutrition satisfactory ☐ Yes ☐ No

5. Is the supplementary nutrition acceptable to the beneficiaries ☐ Yes ☐ No

6. Is the quantity of the supplementary nutrition as per norm/menu (as observed by investigator)

   Yes ☐ No ☐

7. Does AWW have adequate cooking utensils ☐ Yes ☐ No

8. Does AWW have adequate serving utensils ☐ Yes ☐ No

9. Any interruption in supplementary nutrition in the last six months

   Yes ☐ No ☐

10. If yes, (I) Interruption in no. of working days : ....

    (II)Reasons for interruption

    i..
    ....

    ii...
    ....

    iii..
    ....

    iv
    ....

F. Growth monitoring

1. Has new WHO Growth standards been implemented in the AWC? ☐ Yes ☐ No

2. Skills of AWW for growth monitoring of children [observation]

    a) Weighing   ☐ Accurate ☐ Inaccurate
    b) Plotting   ☐ Accurate ☐ Inaccurate
    c) Interpretation   ☐ Accurate ☐ Inaccurate
    d) Counselling mothers/care givers ☐ Accurate ☐ Inaccurate

    [AWW should be asked to demonstrate the skill]

3. Status of Growth monitoring of the children of the AWC visited:

Category	Number of children					
	Before 3 months			Current month/as on the date		
	Boy	Girl	Total	Boy	Girl	Total
Normal						
Moderately underweight						
Severely Underweight						
Total						

4. Are you aware of the Nutrition Rehabilitation Centre (NRC)?   Yes ☐   No ☐

5. Is there any NRC in your project area?   ☐ Yes ☐ No ☐ Do not know

6. Do you refer severely underweight children?   Yes ☐ No ☐

6.1 If yes, whether refer is made to Health centre or NRC ? ☐   Health Centers ☐

NRC ☐

7. Number of children referred to NRC during last 3 months:

8. Has State initiated Sneha Shivirs? ☐ Yes ☐ No

[*Sneha Shivir-* 12 day nutrition counseling programme for underweight children]

9. Number of children referred to Sneha Shivir during last 3 months: [______________]

10. Please discuss the 12 day counseling programme with AWW
[Topics & suggestions given by them/ no. of beneficiaries attended programme etc.]?
....
....
....
....

G.   Immunization

1. Status of vaccination among children & pregnant women:

S.No.	Vaccines	Last month	
		No.of eligible children/ women	Total Children/ women immunized
1.	BCG		
2.	DPT/OPV(First dose)		
3.	DPT/OPV(Second dose)		
4.	DPT/OPV(Third dose)		
5.	Measles (First dose)		
6.	Measles (Second dose)		
7.	Vitamin A		
8.	Hepatitis B		
9.	MMR(Introduced only in 2 states)		
10.	Hib(Available in some States only)		
11.	TT (First dose)		
12.	TT (Second dose)		
13.	Pentavalent(In selected states only)		
14.	Japanese Encephalitis (in select endemic districts after the campaign)		
15.	Any other (specified by State Govt.)		

[The immunization schedule is adapted from MOHFW 2011, and IAP, 2013]

2. At which place immunization f or children and pregnant women are conducted?
☐ Sub centre
☐ Primary Health centre
☐ Anganwadi centre
☐ Others (please Specify.............................)

3. If Immunization is conducted at AWC indicate your role from the following?
[Please ✓ one or more as applicable in the space provided]

☐ Provide information to beneficiaries about date and day.

☐ Conducting immunization during VHNDs

☐ Managing sitting arrangement (chairs & durries)

☐ Provide support to ANM

☐ Helping beneficiaries' mothers/ care takers

☐ Arranging snacks

☐ Arranging drinking water

☐ Updating the immunization registers

☐ Any other (please specify)...

H. Health Check-Up

1. Frequency of Health check- up of children:
    i.   Monthly
    ii. quarterly
    iii. six monthly
    iv. unplanned
    v.   never during last six month

- Aspects of health check-up of children

i	Checking and recording weight	Y	N
ii	Checking and recording height	Y	N
iii	Checking mile stones in growth and development of the child	Y	N
iv	Checking up skin	Y	N
v	Checking-up eyes	Y	N
vi	Checking up ears	Y	N
vii	Checking worm infestation	Y	N
viii	Checking up for diseases like diarrhea	Y	N
Ix	Checking up for diseases like dysentery	Y	N
x	Checking up for diseases like ARI	Y	N
xi	Checking up for Anaemia	Y	N
Xii	Checking up for Vitamin-A deficiency diseases	Y	N
Xiii	Checking up for Iodine deficiency diseases	Y	N
xiv	Blood test	Y	N
xv	Urine test	Y	N
xvi	Oedema	Y	N
xvii	Pallor	Y	N
xviii	Any other	Y	N

2. Average number of ANCs / Health check- up provided to pregnant women in your area? [Please ✓]

☐ One
☐ Two
☐ Three
☐ Four
☐ Five

3. What is the average month for first ANC/ Health check- up of pregnant women in your area?

☐ < 3 months
☐ 3-4 months
☐ 5-6 months
☐ 7-8 months
☐ 9th months

- Aspects of health check-up of pregnant women

i	Taking weight	Y	N
ii	Measuring blood pressure	Y	N
iii	Urine examination	Y	N
iv	Examination of blood	Y	N
v	Measuring pulse rate	Y	N
vi	Checking oedema	Y	N
vii	Checking fetal movement	Y	N
Viii	Any other	Y	N

- Aspects of health check-up of lactating mother

i	Pallor	Y	N
ii	Pulse rate	Y	N
iii	Blood pressure	Y	N
iv	Temperature	Y	N
v	Breasts Soft/engorged	Y	N
vi	Nipples Cracked/normal	Y	N
vii	Uterus Tenderness Present/absent	Y	N
viii	Bleeding P/V Excessive/normal	Y	N
Ix	Lochia Healthy/foul smelling	Y	N
x	Episiotomy/Tear Healthy/infected	Y	N
xi	Family planning Counselling	Y	N
Xii	Any other complications And referral	Y	N

I. Referral Services

1. Do you refer beneficiaries to health facility? ☐ Yes ☐ No

2. Do you have referral slip to refer beneficiaries to health facilities? ☐ Yes ☐ No

3. Do you use these referral slips? ☐ Yes ☐ No

4. Number of referral case:

S.No.	Category of beneficiaries	No. of beneficiaries referred during last six months
1.	Pregnant women	
2.	Lactating mothers	
3.	Children (7-36 months)	
4.	Children (3-6 years)	
5.	Adolescent girls	

5. Number of cases have been followed up by AWW [   ]

J.   Nutrition and Health Education (NHE)

1. Number of NHE Sessions conducted during last - three months [   ]

2. Number of participants participated in the NHE sessions during last three months:

S.No.	Category	Total of Number attended in all sessions conducted during last three months
1.	Women beneficiaries	
2.	ANM	
3.	LHV	
4.	Medical Officer	
5.	Adolescents Girls	
6.	PRI/Community leaders	
7.	Nutrition Counselor	
8.	ASHA /Link Worker	
9.	Supervisor/CDPO	
10.	Others	

3. List of major topics covered in the NHE sessions conducted in the last three months:
    1...
    2...
    3...
    4.
    ....

4. Rating by investigator on 10 point scale based on observations of Women
    beneficiaries who attended NHE sessions:

S.No.	Criteria	Rating
1.	Knowledge	
2.	Skill	
3.	Understanding	

[The officer should visit some of the beneficiaries to make the assessment of
effectiveness of above NHED sessions; Also AWW may conduct an NHED session]

5. Participation of Adolescent Girls in the activities of AWC: ☐ Excellent ☐ Very Good ☐ Good ☐ None

K.   Mother & Child Protection Card:

1.   Has the MCPC been provided to the eligible beneficiaries? ☐ Yes ☐ No

2.   Has the MCPC been filled properly with right information by both AWW and ANM?
Yes ☐ No ☐

3.   If no, indicate the gap/the information not filled-up.

    1...
    2...
    3...
    4...
    ...

4. Has the MCPC been used by women/mothers (Discussions to be held with women)?
Yes ☐ No ☐

5. If Yes, how? [List down usage (Discussions to be held with women)]

    1...
    ...
    2...
    .
    3...
    ..
    4...
    ....

6.   Has MCPC been timely updated? ☐ Yes ☐ No

7.   Based on the observation of filled MCP cards, has the AWW/ANM got the right understanding and skill for filling-up MCPC (Rating in 10 point scale)? [____________]

L.   IGMSY:

1. Is IGMSY implemented in the project? Yes ☐ No ☐

2. No of registered beneficiaries under IGMSY [______] [Please write No. in the box provided]

3. Status of reimbursement of installments [from last one year]:

Total No. of Pregnant women	Total No. of Pregnant women enrolled in IGMSY	First Installment		Second Installment		Third Installment	
		No. of Pregnant women entitled	No. of Pregnant women actually received payment	No. of Pregnant women entitled	No. of Pregnant women actually received payment	No. of Pregnant women entitled	No. of Pregnant women actually received payment

3. a) Are you aware of the cash incentives to AWW and AWH under IGMSY?

Yes ☐ No ☐

b) If yes, indicate the amount of cash incentive

| AWW | |
| AWH | |

5. Problems if any, in implementation of IGMSY?

....
....
....
....
....
....
....

6. Is MCP card used as tool for verification for IGMSY?   ☐ Yes ☐ No

8. If yes, who fills the card ☐ AWW ☐ ANM ☐ ASHA

M.   SABLA

1. Does this project implement SABLA scheme? Yes ☐ No ☐

2. How many adolescent girls are registered under SABLA? [____]
[Number]

3. No. of Kishori Samooh formed as on date of visit. [____] [Please write No. in the box provided]

4. Status of Kishori diwas & Kishori card:

Total No. of Adolescent girls	No. of girls having kishori card	No. of kishori cards having updated information	Number of Kishori Diwas conducted in the last one year	No. of Kishori Diwas attended by health officials

5. List down services provided to adolescent girls
1. ....
2. ....
3. ....
4. ....
5. ....

6. List down the training activities organised for adolescent girls
1. ....
2. ....
3. ....
4. ....
5. ....

7. Problems if any, in implementation of SABLA.

....
....
....
....
....
....
....
....

N.   **Medicine Kit**

1. Is medicine kit available at AWC during the visit?☐ Yes ☐ No

2. When the medicine kit was supplied last? Date ....

3. List the medicines mostly given to the beneficiaries?

    1. ....
    2. ....
    3. ....
    4. ....
    5. ....

4. List the medicines that are rarely given to the beneficiaries?

    1. ....
    2. ....
    3. ....
    4. ....
    5. ....

5. List the medicines that are never given to the beneficiaries?

    1. ....
    2. ....
    3. ....
    4. ....
    5. ....

6. Rate the understanding level of AWW about symptoms of diseases and doses of medicine in   10 point scale. ☐

7. Rate use of medicine in 10 point scale. ☐

O.   **Involvement of Community**

1.

    Perception of the community on delivery of ICDS services

[Discussion with at least 10 beneficiaries / non-beneficiaries to be held for getting their views and record their perception]

I.   ECCED: ☐Very Good ☐Good ☐ Satisfactory☐ Average☐ Poor

II.   SN: ☐Very Good ☐Good ☐ Satisfactory☐ Average☐ Poor

III.   Counselling☐Very Good ☐Good ☐Satisfactory ☐Average ☐Poor

IV.   Health: ☐Very Good ☐Good ☐Satisfactory ☐ Average☐Poor

V.   Advocacy: ☐Very Good ☐Good ☐Satisfactory ☐Average☐Poor

VI.   Village Health & Sanitation ☐Very Good ☐Good ☐Satisfactory ☐Average ☐ Poor

Committees [Community based monitoring]

2. List the efforts made by AWW to involve community in the implementation of ICDS programme?

       1. ....
       2. ....
       3. ....
       4. ....
       5. ....
       6. ....
       7. ....
       8. ....
       9. ....
       10. ....

3. Please enlist the contribution made by the community and their involvement in implementation of ICDS?

       1. ....
       2. ....
       3. ....
       4. ....
       5. ....
       6. ....

4. What is the role of community in monitoring activities of AWC?

....
....
....
....

5. How far the community is involved in monitoring/village level committee?

....
....
....
....
....
....

P.   Records & Registers:

1. Are the new records and registers available at AWC? Yes/ No

2. If No, what are the reasons?
....
....
....
....

3. Have you been trained for filling up and maintaining new records and registers?
    Yes ☐ No ☐

4. Are the records and registers been updated? Yes/ No

5. If No, what are the reasons?
....
....
....

Q.   Home visit

1. Number of home visits made by AWW per week as per the guidelines? ☐

2. Number of home visits made by AWW in the last week (Before monitoring visit)? ☐

3. List down the purpose and activities during home visits made last week:

     1. ....
     2. ....
     3. ....
     4. ....
     5. ....

4. Does the AWW use Home Visit Planner for conducting home visit? ☐ Yes ☐ No

R.   Additional Work

1. Name of additional work performed by AWW in the last six months indicating the working days?

     1. ....
     2. ....
     3. ....
     4. ....
     5. ....

2. Problems experienced by AWWs in performing the additional work:

     1. ....
     2. ....
     3. ....
     4. ....
     5. ....

S.   Crèche facilities

1.   Do you have crèche` facilities at your AWC? ☐ Yes ☐   No

2.   Type of building for AWC- cum – Crèche? ☐ Own ☐   Rented

3.   In case of rented building; Do you pay additional rent for the crèche facility?
     Yes ☐ No ☐

4.   If Yes, How much? Rs _____________/-

5.   What is the approx. *percentage* of working women in area out of the total women's
     population?
     - ☐ 10- 30%
     - ☐ 31- 50%
     - ☐ 51- 80%
     - ☐ 81- 100%

6.   What is the nature of work they are usually involved in?
     - ☐ Farming
     - ☐ Daily wage worker
     - ☐ Domestic helper
     - ☐ Self Employed/ Business
     - ☐ Any other (Please Specify)
     ....

7.   Number of hours women are engaged in a day?
     - ☐ 3-4 hrs
     - ☐ 5-8hrs
     - ☐ 10-12 hrs
     - ☐ > 12hrs

8.   If yes, what are working hours of the crèche?
     - ☐ Upto 2 hrs
     - ☐ Upto 4 hrs
     - ☐ Upto 6 hrs
     - ☐ Upto 8 hrs
     - ☐ Upto 10 hrs

9. Is there an additional worker? ☐ Yes ☐   No

10. If No, Who manages the crèche?
....

11. What is the monthly honorarium provided by State Government to additional worker
or to you for providing crèche facilities at AWC? Rs_____________/-

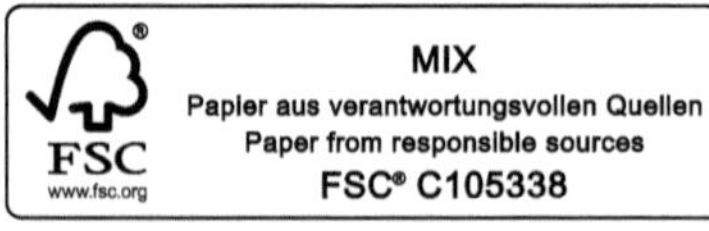

Printed by Books on Demand GmbH, Norderstedt / Germany